Dr Georges MENU

LE TRAITEMENT D'URGENCE

DES

Hemorragies gastriques graves

PAR LA

JEJUNOSTOMIE

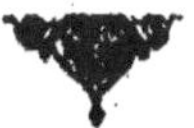

DIJON
IMPRIMERIE BERNIGAUD & PRIVAT
15, Rue Bossuet, 15

1923

Dᵣ Georges MENU

LE TRAITEMENT D'URGENCE

DES

Hemorragies gastriques graves

PAR LA

JEJUNOSTOMIE

DIJON
IMPRIMERIE BERNIGAUD & PRIVAT
15, Rue Bossuet, 15

1923

A LA MÉMOIRE DE MON PÈRE,
LE Dr Ernest MENU ;

A MA MÈRE
témoignage de vive affection
et d'infinie reconnaissance ;

A MES PARENTS ;

A MES AMIS.

A Monsieur le Docteur G. LECLERC,

Professeur de Clinique Chirurgicale
a l'École de Médecine de Dijon,

qui a été l'inspirateur de ce travail, n'a
jamais cessé de nous entourer de ses
précieux conseils. Nous le remercions
vivement de la bienveillance qu'il nous
a particulièrement témoignée, et le
prions de trouver ici l'expression de
notre profonde reconnaissance.

A Monsieur le Professeur BÉRARD,

Professeur de Clinique Chirurgicale
a la Faculté de Médecine de Lyon

En hommage de profond respect,
En remerciement pour le grand hon-
neur qu'il nous fait en présidant cette
thèse.

A MES JUGES.

A MES MAITRES DE L'ÉCOLE DE MÉDECINE
ET DE L'HOPITAL DE DIJON.

A MES MAITRES
DE L'ASILE D'ALIÉNÉS DE DIJON.

Hommage de gratitude et de respectueuse reconnaissance.

INTRODUCTION

Il semble que la question du traitement des hémorragies gastriques ait, de tout temps, divisé médecins
et chirurgiens, les uns et les autres prétendant guérir
ces hémorragies soit par le simple traitement médical,
avec le minimum de shock, soit par diverses interventions qui, mettant à profit les perfectionnements
indéniables de la chirurgie gastrique, ont causé, au
dire des partisans de cette méthode, de véritables
résurrections.

Les différentes étapes de cette division médico-
chirurgicale peuvent être résumées ainsi :

Après les premières interventions et les premiers
échecs (Von Eiselsberg, en 1880, pratique la première
opération pour arrêter une hématémèse aiguë ; la
résection de l'ulcère fut suivie de mort après l'opération) et malgré les travaux et les opérations des
chirurgiens partisans de l'action directe, l'opinion
qui semble prévaloir au Congrès de chirurgie de 1904
est que le traitement chirurgical doit être abandonné,
et que les hémorragies gastriques aiguës relèvent
exclusivement du traitement médical.

Cette opinion prévaut au Congrès français de Médecine de 1907, où les différentes statistiques de morta-
lité ouvrent la discussion, qui rallie finalement à
l'abstention la majorité des chirurgiens français et
étrangers.

Mais les interventionnistes ne se considèrent pas comme battus et quelques-uns, dont les premiers succès remontent avant 1900, viennent de remettre la question à l'ordre du jour ; Cazin, Huguier, Houillon n'hésitent pas, en 1920, à attaquer le dogme de l'abstention opératoire et apportent une statistique impressionnante de vingt-quatre guérisons. La question est donc d'importance, et les positions des interventionnistes et des abstentionnistes semblent nettement prises, paraissant même inconciliables. Nous verrons si la vérité n'est pas dans un juste milieu ; et la question sera peut-être plus facile à résoudre lorsque nous aurons discuté et posé nettement les bases du problème.

CHAPITRE PREMIER

Les Hémorragies gastriques

La fréquence des hémorragies dans l'ulcère de l'estomac est telle que la plupart les considèrent comme un symptôme et non une complication.

En tous cas, hématémèse et meloena accompagnent dans la majorité des cas les ulcères gastriques et duodénaux.

Quelle est la cause de ces hémorragies ?

On signale :

1° L'ulcère rond de Cruveilhier ;

2° Les ulcérations gastriques, d'étiologie encore obscure, qu'on peut diviser en :

ulcérations simples (type exulceratio simplex, de Dieulafoy) ;

ulcérations spécifiques (syphilis, tuberculose, mycose) ;

ulcérations toxiques (alcoolisme, urémie, leucémie, hémophilie, etc...)

L'hémorragie reconnaît pour cause l'ouverture d'une artériole ou de capillaires de la paroi gastrique ou duodénale, et généralement le sang est rejeté au dehors par vomissement, sous forme d'hématémèse ; rarement (sauf dans les lésions duodénales) l'évacuation se fait uniquement par l'intestin sous forme de meloena. Et le diagnostic étiologique est assez délicat à faire, car on observe des cas où l'hémorragie est précédée de symptômes incontestés d'ulcères, sans qu'on puisse trouver, à l'ouverture de l'estomac, l'ulcère qu'on attendait.

Parmi les hémorragies gastriques, on distingue ordinairement les formes foudroyantes, aiguës, chroniques. C'est là une division toute théorique, pouvant prêter à confusion.

Aussi nous semble-t-il préférable d'envisager une autre classification clinique, et de répartir les hémorragies gastriques au cours de l'ulcère en trois catégories :

a) les hémorragies, les plus nombreuses, d'apparence tantôt légères, tantôt graves, qui guérissent en réalité parfaitement bien par un traitement médical sévère ;

b) les hémorragies, d'abondance moyenne, mais se répétant constamment, qui laissent pendant assez longtemps au malade l'intégrité presque complète de ses forces ; l'opération, qui s'imposera tôt ou tard, ne sera pas une opération d'urgence ; étant donné l'état général satisfaisant du malade, le chirurgien pourra tout à loisir aller à la recherche du point qui saigne et lui opposer une thérapeutique radicale, en l'espèce l'ablation de l'ulcère qui saigne ;

c) les hémorragies, graves à la fois par leur abondance et par leur répétition, et que le traitement médical n'arrive pas à juguler ; elles menacent directement la vie du malade ; et si l'on envisage une intervention, ce sera une opération d'urgence ; ce sont ces hémorragies qui rentrent dans le cadre que nous nous sommes tracé ; ce sont elles que nous aurons en vue dans notre travail, dont le titre « Traitement d'urgence » est ainsi parfaitement défini.

En envisageant cette dernière forme d'hémorragies, nous allons peut-être un peu à l'encontre de l'opinion assez volontiers admise par un certain nombre de médecins, et même quelques chirurgiens, pour qui le traitement médical est toujours suffisant : l'hémostase ayant plutôt tendance à se faire d'elle-même, il n'y a qu'à la favoriser par le repos, la médication hemostatique, et soutenir les forces du malade par les lavements alimentaires.

Nous concédons bien volontiers que le traitement médical guérit des hémorragies gastriques ; nous avons même dit précédemment que la majorité de ces hémorragies sont heureusement influencées par un traitement exclusivement médical. Mais il est des cas, peu nombreux évidemment et heureusement, où le traitement médical ne suffit pas ; il est peu de médecins qui n'en aient vu au moins un exemple d'autre part les observations détaillées que nous exposons à la fin de ce travail montrent nettement l'existence de cette variété d'hémorragies, rebelles au traitement médical.

Mais alors de quelle intervention chirurgicale s'agira-t-il ?

Il faut que l'opération, pour réaliser pleinement le but que nous nous proposons, se présente comme simple, avec le minimum de shock, peu grave, n'empêchant pas l'alimentation, et faisant cesser les hémorragies.

Les chirurgiens ont à leur disposition des procédés assez différents qui permettent ou bien de faire l'hémostase directe du vaisseau qui saigne, ou bien de s'attaquer à l'hémorragie d'une façon indirecte par la gastro-entérostomie, ou la jejunostomie.

CHAPITRE II

Hémostase directe

« Quand un organe quelconque saigne d'une façon
subite et intense, il n'y a qu'une chose à faire : aller
voir ce qui se passe et intervenir chirurgicalement ».

Il est tout naturel que ce principe général, énoncé
jadis par Terrier, soit appliqué aux hémorragies gastriques et nous trouvons en effet que la première
opération pratiquée pour arrêter une hématémèse fut
faite par Von Eiselsberg, en 1880 : la résection de
l'ulcère fut suivie de mort après l'opération.

Quels sont les arguments invoqués par les interventionnistes ?

a) Tout le monde est d'accord, disent-ils, pour opé-
rer d'urgence les inondations péritonéales consécu-
tives à la grossesse extra-utérine ! Pourquoi n'inter-
viendrait-on pas dans une région d'un abord aussi
aisé et aussi rapide que l'estomac ?

b) Abandonné au traitement médical, le malade est
voué à peu près fatalement à la mort ; alors pourquoi
ne pas risquer une intervention, quelque aléatoire
qu'elle puisse être ?

e) la source de l'hémorragie peut facilement être
trouvée ; il n'y a qu'à bien regarder et être patient.

Quelque soit le procédé employé, l'hémostase directe

comporte nécessairement l'ouverture large de l'estomac, et la recherche du point qui saigne.

La source de l'hémorragie étant trouvée, on agit directement sur elle : soit par la ligature du vaisseau ; soit par enfouissement par suture ; soit par cautérisation ; soit par suture après excision ; soit par gastrectomie partielle.

Dès 1898, Andrews, Cazin, Czerny, etc... mettent cette méthode en pratique, et en signalent les heureux effets.

La question est reprise au cours de ces dernières années ; en 1920, Huguier, Cazin, dans leur mémoire, et Houillon dans une communication à la Société des Chirurgiens de Paris, fidèles à leur principe, remettent la question à l'ordre du jour, préconisant la gastrotomie et l'hémostase directe, et apportant, à l'appui de leur thèse, une belle statistique de plus de vingt guérisons.

Telle est la méthode rationnelle du traitement des hématémèses graves : c'est elle qui satisfait le mieux l'esprit.

Et que nous montre la pratique ?

En toute impartialité, il faut avouer que les espérances sont quelque peu déçues. Et, malgré les progrès de la chirurgie gastrique, les objections formulées il y a une vingtaine d'années, conservent toute leur valeur ; deux principalement doivent retenir notre attention :

la difficulté de trouver la lésion ;

la faiblesse du malade.

Relatant quelques observations de ce genre, Dieulafoy, en 1898, s'exprimait ainsi :

« L'estomac est ouvert et exploré avec soin, mais
« quelle n'est pas la surprise du chirurgien de ne pas
« trouver l'ulcère sur lequel il comptait ; il n'y a pas
« d'adhérences, pas d'inondation, les parois de l'esto-
« mac sont souples, la muqueuse ne saigne en aucun
« point. Le malade est dans un tel état de faiblesse
« que, par une sage mesure de prudence, on termine
« l'opération sans avoir pu découvrir la cause et l'ori-
« gine des hémorragies ».

Dans une autre observation de malade morte
d'hématémèse foudroyante : « A l'intervention on
« n'avait constaté aucune altération stomacale appa-
« rente ; la malade est morte quelques jours après ».

C'est là en effet le gros échec : le chirurgien peut
avoir la chance de trouver le point de départ de
l'hémorragie, mais il a beaucoup plus de chances
encore ou bien de ne pas pouvoir le découvrir ou de
ne pas pouvoir l'atteindre, et ainsi, aux dangers de
l'hémorragie, on aura ajouté sans compensation les
dangers de l'opération. On ne peut donc souscrire
aux conclusions de Cazin, qui déclare n'avoir jamais
eu de difficultés à trouver la cause de l'hémorragie.
Les difficultés existent réellement et il est peu de chirurgiens qui ne les reconnaissent pour en avoir vu les
inconvénients.

Et d'ailleurs Cazin ne préconise-t-il pas la gastrotomie large permettant d'inspecter soigneusement
les différents replis de la muqueuse stomacale ! Il
s'agit alors d'une opération très longue, où, après avoir
incisé l'estomac, on l'explore, le retourne même en

doigt de gant, en déplissant soigneusement la muqueuse, pour chercher l'ulcération, qui est quelquefois si minime qu'elle échappe à un examen soigneux. En effet, le fait important c'est que des vaisseaux de minime dimension, ou microscopiques, au centre d'altérations muqueuses si peu importantes qu'elles peuvent échapper à un œil prévenu et attentif au cours d'une gastrotomie, peuvent donner des hémorragies extrêmement abondantes et même mortelles.

Les observations ne manquent pas où ce n'est qu'à l'autopsie, après un long et minutieux examen, que l'on arrive à découvrir le point qui saignait.

Thèse Savariaud. Abbe. 1896. — Ouverture de l'estomac. Ulcère non découvert. Mort.

Autopsie : plusieurs ulcérations gastriques difficiles à voir.

Thèse E. Gur. Observation Michaud 1897. — Gastrotomie exploratrice ; l'examen de la muqueuse n'ayant rien révélé d'anormal. Persistance de meloena. Mort le 5ᵉ jour.

Autopsie : Érosion de la face postérieure de l'estomac, près de la petite courbure. A son centre, lumière béante d'une artériole.

Observation Pringle. Glasgow médical journal 1899. — Ouverture de l'estomac. On ne trouve rien. Gastrotomie exploratrice. Mort une demi-heure après.

Autopsie : Érosion de la petite courbure.

Ainsi le chirurgien, ne trouvant rien, se résout à refermer le viscère, ou, faute de mieux, fait une gastro-entérostomie.

Dans toute cette intervention, a-t-on réfléchi au patient ?

Ce sont des malades très affaiblis, qu'on ose à peine transporter, à peine interroger, et qui vont subir une opération délicate, difficile, longue surtout, dans les conditions les plus fâcheuses pour résister au choc opératoire — des malades ayant déjà perdu beaucoup de sang, chez qui on hésitera entre une résection de l'ulcère peut-être impossible, la cautérisation souvent infidèle ou inapplicable, la ligature en masse, seule ressource, pénible à exécuter dans la profondeur, dans les tissus friables qui entourent l'ulcère ; — le temps presse, et cependant la recherche du vaisseau doit être méthodique, lente, patiente.

D'ailleurs, à côté des cas heureux, il y a des échecs ; nous en relatons quelques-uns :

Thèse E. Gur :

Observation Von Eiselsberg 1895. — Résection de l'ulcère. Mort.

Observation Mikulicz 1888. — Gastrotomie. Cautérisation. Mort.

Observation Mixter 1880. — Laparotomie exploratrice. Mort.

Observation Salzer 1889. — Gastrotomie. Mort 2 jours après, d'épuisement.

Observation Mikulicz 1897. — Cautérisation-gastrorraphie. Mort de collapsus, le soir.

Observation Elder, rapporté par Armstrong (British Médical Journal) 1889. — Ouverture de l'estomac, ulcère profond de la petite courbure. A son centre, une artère laisse échapper librement du sang. Ligature en masse de l'ulcère à sa base. Mort le lendemain, d'épuisement.

Bref, le malade, dans les cas de collapsus, n'est pas en état de supporter la grave intervention qu'est la laparotomie ; et d'autre part, à la difficulté de la recherche du point qui saigne, se joint l'impossibilité de profiter de sa découverte.

Étant données ces difficultés, il n'est pas étonnant qu'on ait cherché d'autres moyens chirurgicaux de combattre les hémorragies.

Ainsi on a été amené à abandonner le traitement purement curatif, et à préconiser un traitement palliatif, sans s'inquiéter de découvrir la source de l'hémorragie ; ce n'est donc qu'indirectement, pour ainsi dire, que l'on guérira l'hémorragie ; l'intervention n'agira que par répercussion sur l'hématémèse.

CHAPITRE III

La Gastro-entérostomie

Les débuts de la gastro-entérostomie dans les hématémèses graves de l'ulcère remontent à 1894-95, où Kusster, Doyen en montrent les heureux effets, et déclarent qu'elle doit remplacer définitivement toute intervention directe sur l'ulcère.

Puis les idées ont évolué, et l'on en vint à considérer la gastro-entérostomie soit comme une opération complémentaire, comme un pis-aller, lorsqu'après ouverture de l'estomac on n'a trouvé aucune lésion susceptible d'être traitée directement — soit comme l'opération de choix dans les cas rebelles au traitement médical.

La théorie et les faits s'accordent pour montrer l'inefficacité de cette intervention.

Nous ne parlerons pas de la gravité de l'acte opératoire ; en effet, cette objection qui avait quelque valeur autrefois, n'est plus de mise aujourd'hui, où l'anastomose, faite au bouton, si nécessaire, est une opération relativement bénigne.

Mais la grosse objection que l'on fait à la gastro-entérostcmie, c'est de ne pas guérir le malade : après l'intervention, la récidive ne s'en produit pas moins, de nouvelles gastrorragies apparaissent. Et il ne peut en être autrement, car la soi-disant mise au repos de l'estomac est illusoire ; ses fonctions continuent ; si l'évacuation est facilitée, l'hyperacidité persiste souvent, la dilatation parfois ; le seul effet indubitable, c'est de raccourcir le cycle digestif qui était trop long.

Pour les ulcérations siégeant au voisinage du pylore et sur le duodénum, l'opération serait assez rationnelle, mais à mesure que l'on s'éloigne du pylore, la contre-indication devient plus formelle : on ne touche pas à la lésion, qui continue à évoluer, à subir le contact des aliments, par conséquent à être la source intacte de nouvelles hémorragies.

Et c'est bien ce que nous montre la pratique :

Observation de Delbet, rapportée à la Société de Chirurgie (décembre 1900) :

Hématémèse foudroyante survenue neuf jours après l'opération.

Observation de Tuffier communiquée à la Société de Chirurgie (décembre 1902) :

Reproduction des hématémèses dans les heures qui suivirent l'opération, et la malade succombe.

Observation de Quenu (mai 1904) :

Mort par hémorragie post-opératoire au huitième jour. Et faisant un rapide exposé des résultats obtenus par le traitement chirurgical dans les cas d'ulcères hémorragiques en activité, il relate 32 cas de gastro-entérostomie avec 9 récidives d'hémorragies, dont 8 morts.

Observation de Kronlein à la Société allemande de Chirurgie :

Deux morts après gastro-entérostomie par récidive

de l'hémorragie.

Devant ces résultats, Herczel, de Buda-Pest, au Congrès International de Chirurgie de 1905, nie les bons effets de la gastro-entérostomie et constate qu'elle n'a qu'une efficacité relative en ce qui concerne les hémoragies stomacales.

Si l'on a pu dire de la gastro-entérostomie qu'elle était « le triomphe de la chirurgie gastro-intestinale », et si son rôle est efficace dans les lésions prépyloriques, il n'en reste pas moins qu'elle est sans résultat fonctionnel, par suite inutile dans le traitement des ulcérations gastriques éloignées du pylore et duodénales. Dans tous les cas elle est très infidèle pour le traitement des hémorragies, c'est pourquoi nous ne pouvons la recommander, puisqu'elle n'atteint pas le but que nous nous proposons.

La gastroentérostomie n'est d'ailleurs pas la seule intervention qui se propose d'agir indirectement sur l'estomac ; il est une autre opération, plus simple encore, qui nous a donné, dans les quelques observations présentées plus loin, des résultats si encourageants que nous n'hésitons pas à la présenter non pas comme médication idéale, mais comme susceptible d'être prise en considération, et ne méritant pas le discrédit où on semble l'avoir reléguée : nous voulons parler de la jejunostomie.

CHAPITRE IV

La Jéjunostomie

HISTORIQUE. — Si la jejunostomie est bien d'origine française — c'est Surmay qui, en 1878, exécuta la première jejunostomie — il faut avouer que c'est surtout à l'étranger qu'elle a été étudiée et appliquée ; elle ne nous est revenue du pays Tchèque qu'avec quelques difficultés, et ce n'est guère qu'après 1904 qu'on a vraiment commencé à s'occuper d'elle.

A l'étranger, on trouve sur cette question de nombreux travaux documentés, basés sur un grand nombre d'observations :

Ce n'est plus toujours une opération de nécessité, elle devient dans certains cas une opération de choix.

Dès 1897, Maydl l'applique à certaines formes d'ulcères de l'estomac, et obtient des résultats excellents ; elle est pour lui l'opération la plus rationnelle et la moins dangereuse.

En 1895, Von Eiselsberg applique à la jejunostomie le procédé de Witzel.

En 1905, paraît un mémoire très important de Lempp, inspiré par Von Eiselsberg.

En France, à part quelques publications sur ce sujet, il faut arriver à la discussion à la Société de Chirurgie de 1904, où l'on s'occupe sérieusement de la question :

Quenu, discutant la valeur des interventions dans les ulcères hémorragiques de l'estomac, constate : « Nous sommes loin des belles espérances du début... s'il faut se résigner à une nouvelle opération dans les cas d'ulcères saignants en évolution, ne pourrait-on pas, sans recourir à une opération difficile et grave comme la gastrectomie partielle, s'adresser à une méthode qui réalise d'une façon plus parfaite que la gastro-entérostomie la mise au repos de la région ulcérée, on pourrait penser à la jéjunostomie ».

En juillet 1904, paraît l'article si documenté, si précis de Lejars qui réhabilite la jéjunostomie, opération bien réglée, simple, bénigne, trop peu employée.

Nous n'avons pas à nous étendre ici sur les indications générales de la jéjunostomie ; nous ne la considérerons que dans ses rapports avec les hémorragies gastriques ; la jéjunostomie dans l'ulcère, c'est là, peut-être, son domaine le plus vaste, et d'ailleurs le plus inexploré.

On ne trouve en effet qu'un petit nombre d'observations, principalement à l'étranger (Hahn, Eiselsberg, Lempp, Kelling, Maydl, Bunge relatent quelques cas).

En France, rares sont les cas signalés ; Bérard rapporte deux guérisons dans de bonnes conditions pour ulcère de l'estomac avec hémorragies rebelles, à répétition : dans un cas, guérison au bout de 5 semaines, la bouche de jéjunostomie étant déjà fermée spontanément ; dans l'autre guérison avec un orifice continent, que le malade laissa obturer un mois après son retour chez lui.

Physiologie. — Quel est le but, quel doit être le résultat de la jejunostomie ?

1° Ouvrir à l'alimentation une voie dérivée ;

2° Mettre l'estomac au repos.

1. — Surmay, étudiant la première question en 1878, concluait que la jejunostomie était une opération rationnelle au point de vue physiologique : les modifications chimiques dont les aliments ont besoin pour devenir absorbables s'effectuent surtout dans l'intestin. Les résultats opératoires et les recherches expérimentales ultérieures n'ont pas infirmé les conclusions de Surmay ; il est établi que par des fistules jéjunales pratiquées chez l'homme ou chez les animaux, on peut obtenir une alimentation suffisante, une augmentation de poids prouvant que la digestion et l'assimilation se font ainsi de façon suffisante. Les expériences de Czerny, de Schlatter qui enlèvent complètement l'estomac à des chiens, prouvent que l'intestin peut suffire au travail de digestion. Delore et Thevenet citent le cas d'un de leurs gastrectomisés ayant engraissé de 20 kilogs en 50 jours.

Quant à la façon dont sont influencées les secrétions biliaire et pancréatique, il est admis que ces secrétions se produisent moins accentuées peut-être qu'à l'état normal, mais cependant de façon suffisante par l'excitation du jejunum, pour permettre une digestion complète des aliments introduits.

2. — La jejunostomie met-elle l'estomac au repos ?

Des différentes expériences pratiquées (Lempp, Chicselden, Leconte, Pawlow), si la question n'est pas complètement résolue, il n'en résulte pas moins que la fistule jéjunale donne à l'estomac un repos incomplet sans doute, mais cependant très marqué, et surtout nettement supérieur au repos donné par les autres interventions, la gastro-entérostomie en particulier, où le repos est illusoire.

A cette question de la mise au repos de l'estomac, se rattache celle de l'alimentation rectale ; l'alimentation rectale pourrait donc être mise en parallèle avec la fistule jéjunale, pour ce qui est de la mise au repos de l'estomac. Mais les travaux actuels tendent à faire admettre que les lavements alimentaires n'ont pas l'efficacité qu'on leur prêtait, et que l'absorption n'aurait lieu que pour l'eau, le sucre, les substances cristalloïdes, les matières azotées, et encore avec des différences suivant la concentration molléculaire des solutions employées. Et en pratique, l'alimentation rectale exclusive est souvent mal supportée : elle provoque des évacuations fétides, de l'irritation et de l'intolérance rectale ; de telle sorte que certains cliniciens en sont arrivés à réduire ces lavements à de simples solutions de sels minéraux, pour empêcher la deshydratation du malade ; l'épithète de lavements « alimentaires » perd de sa valeur.

Procédé opératoire. — La jéjunostomie doit donc être considérée, non pas comme un procédé de nécessité, mais comme le procédé de choix dans les cas de gastrorragies graves, où elle doit répondre à trois conditions essentielles :

Elle doit :

a) réaliser une continence absolue ;

b) être d'une exécution simple et rapide ;

c) pouvoir être définitive ou temporaire.

Depuis la première opération faite par Surmay, la technique s'est modifiée en se perfectionnant, et, laissant de côté certains procédés compliqués nous n'en retiendrons que ceux qui ont fait leurs preuves :

Le procédé de Maydl, original ou avec torsion de Souligoux ;

Le procédé d'Eiselsberg-Witzel : jejunostomie latérale, avec canalisation et fixation à la paroi abdominale.

Ces deux procédés réalisent de façon constante une continence absolue ; les résultats fonctionnels sont excellents dans les deux cas ; cependant, la jejunostomie de Maydl est plus compliquée ; aussi donnons-nous la préférence au procédé de Eiselsberg-Witzel : c'est une opération simple, facile, rapide, sans gravité, réalisée sous anesthésie régionale ; et la fistule jejunale peut se fermer spontanément après enlèvement de la sonde. C'est donc le procédé qui réalise le mieux les conditions posées.

Avantages. — Nous avons montré que la jejunostomie était une opération rationnelle, physiologiquement permise ; les observations que nous publions sont la preuve que l'intervention répond à ce que nous en attendions.

D'autre part, on ne peut lui refuser son caractère de simplicité : elle présente ainsi un avantage appréciable sur les opérations dont nous avons parlé : la gastrotomie en particulier qui est une intervention délicate, longue, déprimante pour le malade ; au contraire, l'opération bénigne qu'est la jejunostomie est tout indiquée, car il ne faut pas perdre de vue qu'il s'agit de malades très affaiblis, auxquels une opération de longue durée, quoique bien conduite, fait courir les plus grands risques, car elle peut suffire à rompre leur équilibre vital déjà amoindri, et mener à un désastre.

C'est une opération plus efficace que la gastro-entérostomie ; après celle-ci, en effet, les hémorragies peuvent réapparaître, comme nous l'avons vu : c'est qu'en effet, la jejunostomie permet à l'estomac un repos que l'on ne peut obtenir avec la gastro-entérostomie. Dans quelques observations d'ailleurs, on voit une gastro-entérostomie ne donner qu'un résultat insignifiant ou nul, une jejunostomie secondaire devenir nécessaire et amener la guérison.

Observation Clermont (Thèse J. L. David) :
Femme 21 ans. Depuis plusieurs années, douleurs vives, crampes, traitement médical sans résultat. Gastro-entérostomie. Pas de résultat durable. 3 semaines après, les douleurs réapparaissent, de même les hématémèses et le meloena. Nouvelle gastro-entérostomie. Pas d'amélioration.

Le 26 septembre 1903, sur la branche inférieure de l'anse portant la bouche gastro-intestinale, on fait une jejunostomie (Eiselsberg-Witzel). Plus de douleurs, plus de vomissements, plus d'hématémèse. La fistule se ferme spontanément, la sonde étant sortie pendant un voyage (5 mois 1/2).

Observation Tixier (Thèse Roshem, Lyon 1914) :
Homme 19 ans, hématémèse aigue.
22 janvier 1913, gastro-entérostomie postérieure.

l'insuccès opératoire ; plusieurs hématémèses réapparaissent.

Mars 1913, jejunostomie. Guérison.

Et d'autre part, la jejunostomie permet d'assurer l'alimentation immédiate du malade : il est facile de comprendre les bénéfices énormes que l'on peut retirer de cette alimentation immédiate, lorsqu'on se trouve en présence de malades très affaiblis, et menacés d'une mort rapide par inanition : aux aliments liquides du début (lait, bouillon, thé) facilement introduits, vite absorbés et rapidement digérés, viennent bientôt s'ajouter les purées claires, la poudre de viande, les œufs, etc... ; avec une alimentation lente, progressive, on évite les ballonnements, les douleurs, le reflux ; on évitera coliques, diarrhées, en donnant les aliments non pas froids, mais à la température du corps.

Enfin, puisque la bouche jejunale peut être temporaire, lorsque le moment sera venu, on pourra la fermer ou la laisser fermer spontanément : ainsi, lorsque la bouche jejunale a été pratiquée assez près de l'estomac, on pourra s'en servir pour le premier temps de l'intervention ultérieure (gastrotomie).

Inconvénients. — On a signalé des rétrécissements, des coudures de l'anse portant sur le canal séreux, des infections secondaires ; ces accidents peuvent être évités en employant une bonne technique.

On a signalé également les inconvénients de la sonde ; mais dans le cas qui nous occupe, de jejunostomie temporaire et non définitive, la question n'a pas à être envisagée.

On a signalé des accidents inflammatoires du côté de la paroi abdominale ; il est possible, en effet, que, la bouche ne présentant pas une étanchéité parfaite, la bile et le suc gastrique puissent s'écouler au dehors, les matières alimentaires refluer à l'extérieur. Mais heureusement, les procédés se sont perfectionnés depuis la première jejunostomie de Surmay qui n'était qu'un simple abouchement de l'intestin à la peau. C'est précisément pour parer à ces inconvénients que furent imaginés les procédés actuels, et il est bien certain qu'avec le procédé d'Eiselsberg-Witzel, on réalise une bouche absolument continente, s'opposant à l'écoulement de la bile et du suc pancréatique, ainsi qu'au reflux alimentaire.

Un inconvénient qui pourrait paraître sérieux réside dans la persistance d'une adhérence de l'intestin à la paroi, lorsque la bouche a été pratiquée assez loin de l'estomac ; mais pratiquement — on verra le fait dans une de nos observations — cette adhérence n'occasionne aucune gène appréciable.

Un point sur lequel nous appelons l'attention est le suivant : vaut-il mieux pratiquer la bouche jejunale assez près de l'estomac, de façon à pouvoir établir à ce niveau la gastro ultérieure, ou bien la pratiquer plus loin, ce qui obligera ultérieurement à établir la bouche de gastro à un autre niveau ? La question ne semble pas résolue, bien que, chez un de nos malades, il ne paraît pas que l'adhérence persistante du grêle à la paroi ait apporté une gène quelconque.

INDICATIONS OPÉRATOIRES. — Sans vouloir adopter les conclusions exagérées de Maydl, qui a voulu faire de la jejunostomie l'agent thérapeutique de toutes les affections gastriques, sans vouloir envisager la question générale des ulcères de l'estomac qui sortirait des limites que nous nous sommes tracées, il n'en reste pas moins que la jejunostomie peut rendre de grands services dans les hémorragies graves.

Il est certain que l'opération idéale pour le traitement des hémorragies gastriques serait l'intervention directe sur le point qui saigne ; malheureusement nous avons vu quelles difficultés souvent insurmontables s'offrent à l'opérateur. Il est donc préférable de s'adresser à une opération d'urgence simple et efficace comme la jejunostomie, remettant à plus tard, si on le juge à propos, d'intervenir directement sur la source de l'hémorragie, lorsque le malade sera remonté, rétabli complètement, pouvant alors faire les frais d'une opération plus radicale mais plus grave.

Nous nous adresserons donc à la jejunostomie temporaire, dont l'une des principales indications est de mettre l'estomac au repos quelque temps, juste le temps suffisant mais nécessaire pour arrêter l'hémorragie, et empêcher la dénutrition du malade qu'on alimentera en laissant l'estomac au repos.

Ces considérations nous permettent de répondre à la question : quand faut-il intervenir ?

Temporiser sous prétexte de collapsus, c'est permettre à la lésion causale d'évoluer. D'autre part, la gravité des opérations faites en plein collapsus est de notoriété connue.

Tel est le problème de thérapeutique qu'il s'agissait de résoudre. La jejunostomie, telle que nous l'avons indiquée, est une opération simple, rapide, peu choquante, qu'on peut par conséquent pratiquer malgré le collapsus. Elle nous permet d'intervenir à tout moment ; et, non seulement le malade en sort, non affaibli, mais encore, par l'alimentation immédiate il se remonte vite, car c'est un fait digne de remarque que la rapidité relative avec laquelle les ulcéreux atteints d'hémorragies assimilent la nourriture et réparent leurs forces et leurs couleurs.

En présence d'une hémorragie grave d'origine gastrique, qui a résisté au traitement médical, où le malade est arrivé à un degré avancé d'anémie et de cachexie causées par la perte sanguine, l'alimentation insuffisante, et l'épuisement par la douleur, nous pensons qu'il ne faut pas temporiser, mais pratiquer de suite une jéjunostomie.

OBSERVATION 1.

Maydl. (Thèse J. L. David).

Homme 56 ans. L'affection date de 14 ans. Vomissements, douleurs 4 à 6 heures après les repas. Dilatation gastrique. Hématémèses noires. Amaigrissement rapide, méloena. 2 fois collapsus suite d'hémorragie abondante. Induration à la région épigastrique.

11 juin 1902. — Jejunostomie. Augmentation légère de poids.

En 1903, toute résistance a disparu, l'alimentation buccale se fait sans accident.

OBSERVATION 2.

Eiselsberg (Thèse J. L. David).

Homme 33 ans. Troubles gastriques depuis de longues années. Traitement médical institué à plusieurs reprises.

En 1903, laparotomie exploratrice : on trouve l'estomac normal.

Hématémèse, meloena. Diète, lavage d'estomac. Pas d'amélioration.

16 novembre 1903. — Jejunostomie (Eiselberg-Witzel). Amélioration.

En juillet 1904, le malade dit être bien portant et pouvoir manger de tout sans souffrir.

OBSERVATION 3.

Laurens (Thèse J. L. David).

Homme 46 ans. Depuis 16 ans, douleurs après les repas, vomissements fréquents, meloena. Il y a 6 ans hématémèse abondante, meloena. Traitement médical. A chaque essai d'alimentation, les hématémèses réapparaissent. Malade très affaibli, amaigrissement de 19 kilogs.

Jejunostomie (Eiselsberg-Witzel). Plus de douleurs, plus de vomissements, plus d'hématémèses. Fistule continente.

Guérison constatée 2 ans 1/2 après opération.

OBSERVATION 4.

Tixier et Devic (Thèse Roshem, Lyon 1914).
Femme. Antécédents d'ulcère.
10 avril 1908. — Hématémèse aigue. Anémie extrême.
11 avril. — Jejunostomie, guérison.

OBSERVATION 5.

Tavernier (Lyon médical 5 mars 1911).
Femme 64 ans. Troubles dyspeptiques depuis 4 mois. Le 1er octobre 1910, deux hématémèses abondantes avec meloena.

Le 4 octobre. — Nouvelle hématémèse. Anémie aigue.

Le 5 octobre. — Jejunostomie. Guérison.

OBSERVATION 6.

Docteur Leclerc.

Il s'agit d'un homme de 42 ans, souffrant de l'estomac depuis plusieurs années. Transporté d'urgence, pour hématémèse considérable, dans un service de médecine, où on le met à la diète absolue ; l'hématémèse cesse ; mais 8 jours après, on veut reprendre l'alimentation : le meloena apparaît et se reproduit chaque jour, nullement influencé par la diète, immédiatement réinstallée.

Au bout de 15 jours, on le transporte à l'hôpital militaire (c'était en 1915), où il arrive dans un état grave : très pâle, très faible, il a du sang dans ses selles d'une façon constante. Le malade est si faible qu'on peut difficilement l'examiner et l'interroger ; il n'est pas possible de dire si les troubles gastriques dont il se plaignait depuis plusieurs années s'accompagnent ou non de sténose.

9 septembre 1915. — Jejunostomie (procédé de Witzel). Aussitôt après l'opération, on commence l'alimentation par la sonde jejunale. A partir de ce moment, le sang ne réapparaît plus dans les selles ; l'alimentation se fait facilement par la sonde, et le 28 septembre (à peine 20 jours après l'opération), on commence l'alimentation par la bouche ; elle est

bien supportée et ne détermine pas d'hémorragie. Le 14 octobre, l'orifice de la jejunostomie, dont on avait retiré la sonde, s'étant refermé spontanément, le malade s'alimente exclusivement par la bouche. L'examen est alors possible : il existait une sténose pylorique, et cette sténose était probablement d'origine ulcéreuse. Le 29 octobre, intervention : on trouve un ulcère pylorique qui adhère à la face inférieure du foie. On pratique une gastro-entérostomie. La fistule jejunale étant refermée depuis quelque temps, on n'a donc pas à y toucher.

Guérison rapide.

Récemment, le malade donne de ses nouvelles et dit qu'il n'a plus jamais souffert de l'estomac.

OBSERVATION 7.

Docteur Leclerc.

Homme 31 ans. En février 1921, arrive dans le service du docteur Leclerc. A l'examen : état très grave ; anémie extrême, pâleur de cire, agitation, subdélire, pouls petit, langue sèche.

Les renseignements sur l'état antérieur du malade permettent de savoir seulement qu'il souffre de l'estomac depuis 25 ans, avec de longues accalmies. Depuis quelques mois, il a constamment du sang dans les selles. Le traitement médical rigoureux lui a été appliqué : diète absolue et lavements alimentaires. Malgré cela les hémorragies ont continué, et le malade fait si mauvaise impression qu'on le livre au chirurgien.

Le 25 février, jejunostomie. Alimentation immédiate par la sonde. Le malade se remonte ; les hémorragies ne se reproduisent plus. Quinze jours après, on recommence progressivement l'alimentation par la bouche. A la fin d'avril, le malade est tout à fait remonté ; il s'alimente facilement ; l'orifice de la jejunostomie s'était refermé spontanément lorsqu'on avait enlevé la sonde.

Le 29 avril, intervention : laparotomie médiane ; on décolle l'anse jéjunale qui avait été fixée à la peau. A l'examen de l'estomac et du duodénum, on ne trouve aucune lésion palpable ni visible ; néanmoins, on fait une gastro-entérostomie, établie sur le jejunum au niveau de l'orifice de la jejunostomie.

Suites simples. Guérison.

OBSERVATION 8.

Docteur Leclerc.

Homme 34 ans. Souffre de l'estomac depuis l'âge de 17 ans ; à ce moment, crises douloureuses très fortes accompagnées de violentes hématémèses. Depuis cette époque, les douleurs aigues n'ont pas reparu mais il a eu une dizaine de fois de fortes hématémèses, à plusieurs mois, même plusieurs années de distance ; dans l'intervalle, presque pas de troubles gastriques.

Le 22 juin 1922, on appelle le chirurgien : depuis un mois, le malade a eu plusieurs hémorragies sérieuses dont la dernière date de la veille. Le repos complet et la diète absolue sévèrement maintenus depuis un mois n'ont pas empêché les hémorragies. A l'examen : pâleur extrême, pouls petit (134) ; on ne sent rien à l'épigastre.

Le 23 juin. — Jejunostomie. La fistule est établie à 15 c/m environ au-dessus de l'angle de Treitz. Suites excellentes ; l'alimentation s'effectue parfaitement par la sonde ; les forces reviennent rapidement.

Vers le 15 juillet, on enlève la sonde et on commence l'alimentation par la bouche. A la fin de juillet, l'orifice de la jejunostomie s'est refermé spontanément. État général bon. L'examen clinique et radioscopique pratiqué à ce moment montre qu'il n'y a pas de sténose pylorique et qu'il s'agit probablement d'un ulcère du duodénum.

Le 24 juillet, intervention. Laparotomie médiane : la première portion du duodénum est trouvée rouge, recouverte d'adhérences ; il s'agit bien d'un ulcère du duodénum. On pratique une gastro suivie d'exclusion du pylore par section complète de l'estomac en amont de lui. L'anastomose est établie sur la première anse jejunale, celle qui suit immédiatement l'angle de Treitz ; elle est assez éloignée de l'adhérence du grêle à la paroi, qu'à créé la jejunostomie ; cette adhérence, ne semblant devoir apporter aucune gène, est laissée en place.

Suites excellentes.

CONCLUSIONS

Il y a des hemorragies gastriques graves qui persistent malgré le traitement médical strictement et sévèrement appliqué ; donc, s'il existe une opération bénigne et efficace, susceptible d'arrèter l'hemorragie et de permettre la reprise de l'alimentation chez un malade qui a besoin de toute ses forces, il faut l'employer.

Les interventions qui s'adressent directement à la lésion — gastrotomie et hemostâse directe — exigent un acte opératoire trop important pour le malade et il n'est pas certain qu'on puisse trouver la source de l'hemorragie.

La gastro-entérostomie ne réalise qu'imparfaitement l'hemostase indirecte de l'estomac quand les lésions sont pyloriques : de plus, pour les lésions hautes et pour le duodénum, son efficacité théorique et pratique peut être mise en doute.

La Jéjunostomie, au contraire, est une opération rationnelle ; elle est le meilleur moyen d'alimenter un malade en le laissant à la diète gastrique absolue ; elle est d'exécution rapide et facile, surtout avec le procédé d'EISELSBERG—WITZEL praticable sous anesthésie régionale et qui réalise parfaitement une bouche continente et temporaire.

En fait, elle a, dans des cas peu nombreux, mais bien établis, sauvé la vie des malades ; elle mériterait d'être mieux connue et vulgarisée.

BIBLIOGRAPHIE

BULLETIN ET MÉMOIRE DE LA SOCIÉTÉ DE CHIRURGIE, (*Séance du 10 février* 1904).

BÉRARD. — La jejunostomie. (*Lyon chirurgical* 1912, p. 100).

CAZIN M. — Traitement des hématémèses par la gastrostomie et l'hémostase directe. (*Paris chirurgical, mai, juin* 1920).

COURTY L. — Le traitement chirurgical des grandes hématémèses (*Journal des Sciences médicales de Lille*, 30 *avril* 1922).

DAVID J. L. — De la jejunostomie (*Thèse, Paris* 1907).

DELORE ET THEVENET. — Contribution à l'étude de la jejunostomie (*Archives générales de chirurgie*, 25 *mars* 1908).

DELORE ET LERICHE. — La jejunostomie (*Lyon Médical*, 8 *mars* 1908).

DIEULAFOY. — Les hémorragies de l'ulcère gastrique. Sept observations. Discussion. Traitement (*Presse médicale*, 19 *janvier* 1898).

GUR E. — Les hémorragies aigues au cours des ulcères et des ulcérations de l'estomac et du duodénum (*Thèse, Paris* 1921).

HUGUIER. — La gastrotomie et l'hémotase directe dans les hématémèses (*Journal des Praticiens*, 24 *janvier* 1920).

LEJARS. — Applications et technique de la jejunostomie (*Semaine médicale*, 27 *juillet* 1904).

MATHIEU ET ROUX. — Des indications opératoires dans les hémorragies de l'ulcère gastrique (*Gazette des hôpitaux*, 23 *avril* 1903).

MATHIEU, SENCERT. — Traité médico-chirurgical des maladies de l'estomac et de l'œsophage, 1914.

PINATELLE L. — Applications de la gastro-entérostomie en dehors des sténoses organiques du pylore (*Thèse, Lyon* 1901-1902).

SAVARIAUD. — L'ulcère hémorragique de l'estomac et son traitement chirurgical (*Thèse, Paris* 1897-98).

TUFFIER. — Chirurgie de l'estomac, 1907.

TUFFIER ET JEANNE. — Les Gastrorragies (*Revue de chirurgie*, 1905).